DES ULCÈRES

ET EN PARTICULIER

DES ULCÈRES SYPHILITIQUES

SIÉGEANT AUX MEMBRES INFÉRIEURS

PAR

G. LORIMY,

Docteur en Médecine de la Faculté de Paris.

LE MANS

IMPRIMERIE ALBERT DROUIN

23, RUE COURTHARDY, 23.

1876

DES ULCÈRES

ET EN PARTICULIER

DES ULCÈRES SYPHILITIQUES

SIÉGEANT AUX MEMBRES INFÉRIEURS

DES ULCÈRES

ET EN PARTICULIER

DES ULCÈRES SYPHILITIQUES

SIÉGEANT AUX MEMBRES INFÉRIEURS

PAR

G. LORIMY,

Docteur en Médecine de la Faculté de Paris.

LE MANS

IMPRIMERIE ALBERT DROUIN

23, RUE COURTHARDY, 23.

—

1876

DES ULCÈRES

ET EN PARTICULIER

DES ULCÈRES SYPHILITIQUES

SIÉGEANT AUX MEMBRES INFÉRIEURS

INTRODUCTION

On a écrit des chapitres, des volumes sur les ulcères : on a fait des théories, des classifications, des comptes-rendus, des rapports ; on a proposé surtout et vanté une foule de traitements et cela de tous temps : il n'y a pas lieu de s'en étonner, du reste ; l'affection est sérieuse, surtout elle est fréquente.

En prenant les ulcères de jambes pour sujet du travail que nous essayons, nous ne voulons pas entreprendre une étude complète, une description minutieuse, une symptomatologie en règle, étude trop longue d'abord, dépassant les limites de notre cadre et ne voulant pour être tracée que la main d'un maître.

Notre but est plus modeste ; nous ne traiterons qu'un point dans ce vaste sujet : cependant nous le croyons très-important puisqu'il doit donner de grandes facilités pour le diagnostic, lequel souvent, et surtout dans ce cas, est presque la guérison,

Nous venons de dire que l'ulcère des membres inférieurs est une affection fréquente : il suffit d'assister à une consultation dans un hôpital excentrique, ou simplement d'aller passer une heure au bureau central pour en avoir une idée : et l'on peut dire que parmi les individus à qui les médecins de ce bureau sont obligés souvent de refuser l'admission, le plus grand nombre est formé par les malheureux affectés d'ulcères des membres inférieurs.

Je n'ai pas à faire ici de statistique : on peut trouver dans les *Annales d'hygiène publique de* 1830, une note de Parent-Duchatelet, « sur la véritable cause des ulcères des jambes» des tableaux très-détaillés, pleins d'intérêt, et dressés d'après des données exactes.

Je citerai seulement les chiffres de 3373 ulcères *reçus* par le bureau central dans l'espace de onze années et celui de 1565 porteurs d'ulcères qui se présentaient à cette époque au bureau d'admission chaque année.

Cette affection si fréquente présente (on peut dire à cause de cette fréquence) de nombreuses variétés et celles-ci demandent aussitôt a être classées. Mais il y a de réelles difficultés à faire une bonne classification : et nous appelons bonne celle dont on peut retirer des avantages certains, celle qui a véritablement un résultat pratique.

Si nous passons en revue, les classifications que l'on a faites des ulcères des jambes, nous trouvons à prendre, mais beaucoup à rejeter.

En cherchant dans l'histoire de l'affection, il nous semble qu'un point existe, qui peut servir de base à une nouvelle division, division qui donnerait quelques facilités et guiderait le chirurgien dans son traitement.

Mais dans cette classification où les espèces offrent plus ou moins d'intérêt, il en est une sur laquelle, il faut s'arrêter : celle-là ne doit pas être méconnue ; nommons de suite les ulcères syphilitiques, et nous n'aurons pas à insister sur l'importance du diagnostic. Toute manifestation de la terrible diathèse doit faire penser à ce qui menace l'individu qu'elle possède.

Nous diviserons donc notre sujet en deux parties ; dans la première nous essaierons de faire valoir une base de classification pour les ulcères de jambes en général. Dans la deuxième partie, nous essaierons, et nous dirons pourquoi, de prendre dans l'examen des ulcères syphilitiques, forme, couleur, marche, cicatrisation, etc., des notions propres à faciliter le diagnostic.

CHAPITRE PREMIER

DES ULCÈRES DES JAMBES EN GÉNÉRAL

L'ulcère est une affection très-commune et que l'on rencontre sur toute la surface des téguments; mais on peut dire, surtout pour certaines espèces, qu'il existe un lieu d'élection presque exclusif pour les ulcères, ce sont les membres inférieurs; à quoi ceux-ci doivent-ils cette fâcheuse prédilection? on est d'accord (et il serait inutile d'insister ici) pour expliquer ce fait par la position déclive des membres et par conséquent par un ralentissement dans la circulation, leurs usages, les fatigues, chocs, accidents de tous genres qui peuvent arriver dans la marche. On comprend aisément que, pour les mêmes raisons, le nombre des ulcères est plus grand de beaucoup au segment inférieur, à la jambe qu'à la cuisse; nous parlons en général, nous réservant de [noter les particularités en temps et lieu.

Malgré la grande fréquence des ulcères on trouve dans les auteurs, sur la signification du mot, un désaccord qui peut étonner; on a admis comme ulcères des lésions qu'une méthode plus [rationnelle classe dans un autre ordre de maladies : d'un autre côté, des lésions reconnues comme ulcères aujourd'hui n'étaient pas comprises dans cette classe. Les définitions étaient mauvaises, elles agrandissaient ou diminuaient le cadre. Les limites n'étaient pas sûres, il n'y avait pas une ligne de démarcation bien tranchée entre les ulcères et les plaies proprement dites qui suppurent.

De La Mothe et J. L. Petit appelaient ulcère : toute solution de continuité de laquelle découlait du pus, de la

matière puriforme sanieuse ou autre. (*Traité des maladies chirurgicales*, page 503). On retrouve la même
définition dans B. Bell et Cooper (1).

Boyer (2) lui, distingue bien la plaie, qui, dit-il, tend
vers la guérison, de l'ulcère qui persiste indéfiniment,
entretenu par quelque vice local ou par une cause interne
qui en retarde ou en empêche la guérison. Cependant il
exclut de la classe des ulcères les fistules et certains
clapiers dont la disposition empêche la cicatrisation.

Chaussier et plusieurs autres pathologistes anciens
définissent ainsi l'ulcère : solution de continuité dans
une partie molle ou dure avec écoulement de pus, d'ichor
ou de sanie, entretenue par une cause locale ou générale,
devant rester stationnaire, s'étendre ou se reproduire
après une guérison temporaire, tant que cette cause
locale ou générale n'aura pas été détruite.

On ne peut nier cependant qu'il soit quelquefois très-
difficile de donner une dénomination juste, comme dans
le cas de plaies anciennes et guérissant lentement : il ne
faut pas oublier qu'une plaie prend souvent le caractère
de l'ulcère sous certaines influences atmosphériques,
locales, hygiéniques etc. etc. Sans nous appesantir
davantage sur la définition de l'ulcère, nous croyons
qu'on est d'accord aujourd'hui pour reconnaître un
caractère distinctif essentiel entre la plaie et l'ulcère,
caractère de la plus haute importance : la plaie tend à
se cicatriser spontanément ; l'ulcère reste stationnaire,
s'étend ou se reproduit. D'où cette définition concise :
l'ulcère est une plaie sans tendance à la guérison, avec
tendance à la purulence indéfinie. Dans les anciens

(1) Edimburg. 1778, traduit par Bosquillon. Paris 1801.
(2) *Traité des Maladies chirurgicales*, tome II. 1822.

traités de chirurgie où de longs chapitres sont consacrés à la description des ulcères, il faut renoncer à trouver une division méthodique, une classification basée sur des données vraiment sérieuses. On a les ulcères phagédéniques, si on tient compte d'un symptôme : c'est un *loup* si l'ulcère siége aux jambes, nous avons eu les cacoëthes, quand un pus sanieux et abondant en découle. Ne rappelons qu'en passant les dénonciations d'ulcères *chironiens, téléphiens,* etc. parce qu'on croyait l'habileté de Chiron nécessaire, ou parce qu'on prétendait que Télëphe blessé par Achille eut une plaie de mauvaise nature.

Ce qui frappe dans les classifications c'est une abondance, une prodigalité de dénominations ; chaque ulcère avait bien un nom, l'un était cutané, l'autre atonique, gangréneux, œdémateux, ou fongueux, ou encore vermineux; à quoi les ulcères devaient-ils ces distinctions ? au siége, à la dimension, à la profondeur, à la cause, à la plus ou moins grande dureté des bords etc.; on admettait aussi comme espèces distinctes des ulcères à complications qui peuvent se montrer dans toutes les variétés, telles que agngrène, fongosités, etc.

Bell, le premier commença à débrouiller ce chaos. Il fit deux grandes classes de toutes ces appellations; il eut le tort de les conserver, du moins en grande partie, mais c'était un grand pas et sa réforme doit servir aujourd'hui.

Si nous retrouvons dans Boyer, à peu près la division du chirurgien d'Edimbourg, Delpech nous montre une dissidence complète en ne décrivant comme ulcères que ceux qui tiennent à un état diathésique, vénérien, scrofuleux, scorbutique et dartreux.

Sans donner d'autres classifications qui s'éloignent de celle-ci, voyons si on peut en tirer réellement une utilité pratique. Ce sont toujours les deux grandes classes de Bell, dans lesquelles on range côte à côte des appellations tirées de caractères différents, classification d'après l'origine, les lésions premières, ou les caractères anatomiques de l'ulcère.

Ces classifications sont-elles profitables à la pratique? Evidemment non. La dénomination d'ulcère calleux, par exemple, indiquera certaines modifications dans le traitement, tel ou tel pansement sera employé selon que l'ulcère sera fongueux ou verruqueux, c'est comme pour les complications qui surviennent dans l'une ou l'autre espèce, phagédénisme, inflammation. Dans le traitement d'un ulcère quel qu'il soit, la première indication est guérir, c'est-à-dire faire disparaître tout ce qui s'oppose à la guérison; qu'est-ce qui s'oppose à la guérison? une cause. La chercher, la détruire, voilà l'indication.

Or, toute classification n'étant bonne que si elle a une conséquence pratique, prenons pour base de classifications, l'indication même du traitement.

Nous proposons donc cette classification, les ulcères sont divisés d'après la cause qui les a fait naître, d'où deux grandes classes :

Ulcères de cause locale:

Ulcères de cause générale ou diathésique.

Causes ayant pour caractère commun, d'empêcher le travail réparateur d'accomplir ses phases.

Notre intention n'est pas de passer en revue tous les genres d'ulcères qui peuvent siéger aux membres inférieurs. Ce travail, on le comprend, serait beaucoup trop long. Nous avons voulu seulement faire entrevoir la simplicité et l'importance pratique d'une telle division, nous servant de celle-ci comme d'entrée en matière pour arriver à un sujet plus restreint et plus précis, l'étude des ulcères syphilitiques. Et encore, nous le sentons bien, ce sujet ne peut-il être qu'effleuré par nous, tant est longue et délicate toute étude sur la terrible diathèse.

Cependant qu'on nous permette de compléter nos réflexions, par la citation de quelques types d'ulcères devant rentrer dans telle ou telle classe de notre division.

Ulcères de cause locale.

Pertes de substance, adhérence des bords, insuffisance de l'étoffe, brûlures, lésions traumatiques, eschares de phlegmons.

Mauvaise vitalité des téguments, varices, œdème, inflammation sous-jacente, hyperostoses, ostéite.

Vieux cals de fractures. Rachitisme.

Anciens abcès sous-périostiques. Plaies d'armes à feu. Néoplasmes incapables de cicatrisation. Epithélioma.

Quand ces causes existent, la moindre occasion fait naître ou renaître l'ulcère, contusion, froid, malpropreté.

Ulcères de cause diathésique.

Scrofule, syphilis, alcoolisme, diabète.

Ulcères mixtes.

Syphilitico-variqueux. Alcoolico-variqueux.

CHAPITRE II

DES ULCÈRES SYPHILITIQUES DES MEMBRES INFÉRIEURS

Faut-il exposer en détail les lésions incurables, faire sentir le péril auquel est exposé quiconque possède une vérole méconnue, pour faire comprendre que dans l'histoire de la syphilis, la question du diagnostic prime toutes les autres ?

La syphilis, on le sait, peut, dans son évolution, porter atteinte à toute espèce de tissus, parenchymes, systèmes, etc., et c'est suivant le caractère anatomique de ceux-ci que varient les formes des manifestations.

Rappelons encore un fait : si la vérole, à ses périodes primitive et secondaire, a dans l'ensemble de ses manifestations une sorte de cachet, la plupart des accidents de la vérole vieillie se rapprochent des maladies ordinaires et prennent leur allure. La vérole vieillie, a dit M. Ricord, à la mine honnête. Ne doit-on pas toujours veiller contre cet ennemi redoutable, chercher à le surprendre, à le découvrir même où on s'attend le moins à le trouver, ayant toujours à l'esprit cette maxime : vérole reconnue, à moitié guérie. Mais il y aura un moment dans l'évolution, il y aura un lieu spécial d'occupation, certaines conditions particulières, qui feront que cette syphilis pourra être confondue avec une affection d'un tout autre ordre.

Prenons le moment où la syphilis se montre sous la forme ulcéreuse, prenons les membres inférieurs pour siége : supposons le sujet placé dans de mauvaises conditions, au point de vue de la constitution, de l'hygiène, etc., ne voit-on pas de suite la conséquence; cette affection qui veut un traitement spécial, ne risque-t-elle pas d'être confondue souvent avec des ulcères de toutes espèces que l'on trouve à profusion dans cette région?

C'est ce point de difficulté que nous voudrions pouvoir éclaircir un peu; mais nous commençons par dire que nous ne pouvons arriver à donner des règles précises pour avoir un diagnostic certain : il y a et il y aura toujours des cas en présence desquels l'indécision est forcée.

Comment allons-nous procéder pour obtenir un diagnostic. Comme pour toutes les affections soupçonnées d'être syphilitiques, nous interrogeons d'abord la lésion elle-même, nous en tirons ce que nous pouvons, nous recherchons ensuite la coexistence d'accidents syphilitiques, enfin nous aurons recours aux antécédents.

Voyons d'abord de quelle valeur sont ces deux derniers moyens, cela fera mieux ressortir l'avantage du premier.

La coexistence d'accidents syphilitiques est à coup sûr un excellent signe ; on a une lésion quelconque à traiter : si à côté de cette lésion vous trouvez un beau type de syphilide papuleuse ou papulo-érosive, ou si étant donné celle-ci à reconnaître, on trouve un chancre ou une belle induration suivant un chancre, le diagnostic n'est pas douteux. Le fait de coexistance est d'une immense importance, mais on peut dire qu'il sert surtout, parce qu'il est fréquent dans la période secondaire de la syphilis.

Rappelons-nous qu'un des attributs les plus constants de la syphilis à cette époque est le polymorphisme, c'est-à-dire qu'on peut trouver sur le même individu plusieurs manifestations, même de nombreuses : on dirait que n'ayant qu'un temps limité pour évoluer, elles se hâtent et n'attendent pas la disparition de l'une pour se montrer au jour.

Que voyons-nous au contraire dans une période plus avancée de la syphilis ? Ceci est important pour notre sujet : les accidents loin de se presser, se font attendre, ce n'est que tous les deux ans, tous les quatre ans, souvent vingt ans et plus après les accidents primitifs, qu'apparaît une lésion, et cette lésion sera isolée : quelquefois un petit nombre de même nature se trouvera groupé, mais le cortége caractéristique fait défaut, il ne faut pas chercher le voisinage, la lésion seule répondra. Sur la question d'antécédents, il est inutile d'insister quand les choses se passent ainsi : chez un malade qui vous dira d'emblée : j'ai eu la véroie il y a tant d'années, on n'aura pas à errer longtemps, l'attention est fixée, la lésion se rattache à la syphilis oui ou non.

Mais combien de fois trouve-t-on une voie ainsi tracée. . Nous ne parlons pas, bien entendu, des accidents récents, et encore qui ne sait quelle part il faut faire dans les explications du malade. Si nous avons devant les yeux une lésion dont nous soupçonnons la spécificité, mais alors de longue date, interrogeons le malade, rappelons-lui les nombreux accidents dont l'ensemble pourrait constituer une période. Un chancre? Non, une écorchure, un échauffement ; il aura perdu des cheveux, mais ce fut à la suite d'un coup, les boutons ou rougeurs qu'il aura pu avoir ont été des éruptions de sang, etc., etc. Enfin si l'on vous dit, comme cela s'entend presque tous les jours. « Moi, je n'ai jamais rien eu, » il faut avouer que la question d'antécédents disparaît complétement et que l'on est fort tenté de diriger ses recherches d'un autre côté. Si cela est vrai chez l'homme qui niera tout antécédent syphilitique, volontairement ou par oubli, c'est encore plus vrai pour la femme chez qui, l'accident primitif ayant passé inaperçu complétement, les accidents secondaires pouvant avoir été très-discrets, on voit se développer tout à coup une lésion que l'on ne peut, à première vue, rapporter à sa vraie cause.

Cette vérité nous l'avons constatée nous-même, nous l'avous entendu exprimer bien souvent à l'hôpital par M. Fournier. Dans ses conférences à Lourcine, le maître habile dans le diagnostic de la syphilis, disait en parlant des difficultés de reconnaître les accidents tertiaires : « La lésion dont on doit faire le diagnostic peut être isolée : on n'a pas alors la ressource d'être éclairé par les accidents concomitants de nature spécifique bien démontrée. Les antécédents peuvent faire défaut, et *ils font souvent défaut,* » et dans son langage si clair et si entraînant, il nous faisait comprendre la fréquence des accidents oubliés, méconnus ou dissimulés. Si nous supposons les deux derniers éléments de diagnostic manquant, et nous savons qu'ils peuvent manquer, il nous reste le premier, la caractéristique propre de la lésion, le diagnostic devra être posé exclusivement d'après les données des symptômes actuels.

Une lésion, en général, peut-elle réunir un ensemble de caractères dénonçant et prouvant la présence de la vérole? Les syphiliographes des premiers temps regardaient la couleur comme le meilleur caractère pour attribuer une éruption au mal français : ils s'attachaient aussi à l'absence de prurit, à la couleur du pus sous les croûtes, à la répullulation plus ou moins prompte de ces croûtes. Alibert ne doute pas qu'on puisse reconnaître une lésion syphilitique. Mais Cullerier le père et Bard, dans le dictionnaire des sciences médicales ne reconnaissent pas aux éruptions de caractères absolus; pour eux, ni la couleur, ni la forme, ni la marche ne peuvent servir à déterminer rigoureusement leur nature, et les commémoratifs ne fournissent que des probabilités.

M. Baumès pense de même qu'il n'existe pas un caractère infaillible auquel on puisse toujours reconnaître une éruption syphilitique de la peau; que la couleur cuivrée, à laquelle on semble attacher beaucoup d'importance, manque dans beaucoup de cas et qu'elle peut d'ailleurs ne pas exister à toutes les périodes d'une syphilide.

L'étude comparative que l'on fait aujourd'hui des maladies cutanées et des manifestations syphilitiques, pour ainsi dire côte à côte, fait ressortir une foule de caractères dont l'ensemble gravé dans l'œil d'un médecin instruit et observateur, rend plus facile et plus sûr le diagnostic.

Sans faire la longue énumération des caractères généraux des syphilides, est-ce trop dire, aujourd'hui, que l'on connaît les syphilides viscérales, que la vérole, quelque forme qu'elle revête, est découverte presque aussitôt qu'elle est trahie par son cachet spécial malgré les déguisements les plus trompeurs?

Précisons en résumant ces quelques considérations.

1º Il est de la plus grande importance de reconnaître la syphilis sous quelque forme qu'elle apparaisse.

2º A une certaine époque de son évolution la vérole se traduit au dehors par des lésions qui tendent à se rapprocher des lésions d'un autre ordre.

3º Ces lésions ont ceci de particulier qu'elles se montrent seules, rares et éloignées.

4º Parmi ces lésions, une des plus importantes à reconnaître est la forme ulcéreuse.

5º Toute lésion syphilitique malgré son apparence d'honnêteté doit présenter un ensemble de caractères capables de la faire reconnaître.

Parmi les nombreuses lésions qu'on peut rapporter à la syphilis, nous choisissons l'ulcère siégeant aux membres inférieurs. Chaque auteur, soit dans l'article ulcère, soit dans l'article syphilis, parle de ce genre de lésion. Tous donnent une liste plus ou moins longue de caractères particuliers : mais il faut reconnaître qu'après certaines considérations assez vagues sur la forme, la couleur, la disposition, le siége de l'ulcère, on finit toujours par invoquer comme moyen plus certain de diagnostic, les commémoratifs et les accidents concomitants. Nous avons cru, et l'aveu de beaucoup de médecins expérimentés nous en a persuadé, que dans beaucoup d'occasions on se trouvait en présence de réelles difficultés, et qu'une étude, si modeste qu'elle soit, sur cette question pourait être de quelque utilité au point de vue pratique.

Quoique le sujet ne paraisse être qu'un point dans l'étude si longue des manifestations syphilitiques, nous ne pouvons cependant prendre en détail tous les caractères d'une syphilide ulcéreuse pour les opposer à ceux des affections cutanées non syphilitiques ; ce serait dépasser les limites de notre étude, soulever des questions de dermatose que notre inexpérience nous défend d'aborder. Nous voulons essayer de décrire ce que nous avons vu, de rassembler tous les détails qui, isolés ne sont rien, mais dont l'ensemble peut constituer quelque chose de solide et propre, sinon à éclairer complétement, du moins à diriger et à empêcher de faire fausse route.

Les ulcères syphilitiques varient d'aspect selon l'élément qui les a précédés. Au point de vue du traitement, il est vrai qu'il est d'une moindre importance de pouvoir dire : tel ulcère fut de l'ecthyma : tel autre fut une gomme.

Le point capital est de reconnaître la spécificité de la lésion. Cependant il est utile, croyons-nous, de faire une division, de passer en revue chaque genre d'ulcération. Au point de vue de la clarté et de la précision, la description ne pourra qu'y gagner.

En pouvant donner à un ulcère le nom qui lui convient, le diagnostic est plus certain : en outre, on rétablit l'histoire de la maladie, on peut déterminer sa qualité, pour ainsi dire, sa marche, son âge, toutes choses qui sont loin d'être indifférentes pour le traitement.

Les syphilides ulcéreuses appartiennent en général à l'époque tardive de la vérole. M. Bazin, qui divise les syphilides en résolutives et ulcéreuses, regarde les premières comme précoces et occupant les premiers temps de l'évolution, « mais, dit-il, à notre troisième temps, appartiennent les syphilides ulcéreuses : cette division, ajoute-t-il, n'est pas applicable à la syphilis maligne où l'on peut observer, dès le début, de l'ecthyma à forme ulcéreuse et des poussées de tubercules bientôt frappés de gangrène.» M. Fournier en commençant ses leçons sur la syphilis tertiaire dit : «c'est là que nous allons rencontrer toutes les grandes lésions de la syphilis, ces horribles lésions ulcéreuses, destructives, qui érodent, mutilent les téguments cutanés et muqueux». Nous ne trouvons donc des ulcères syphilitiques qu'à une période généralement éloignée du début de la vérole.

L'ulcère est-il un accident fréquent de la syphilis? Il est assez difficile de donner une réponse positive. La vérole est capricieuse dans ses manifestations. En tenant compte du sujet, de son âge, de sa constitution, de ses habitudes, il serait peu facile d'établir un tableau statistique et de classer les accidents par ordre de fréquence.

Certains sujets, peu de temps après l'accident primitif, se voient assaillis par une légion de lésions aussi nombreuses que variées. Pendant deux ou trois ans, c'est une série non interrompue d'éruptions erythémateuses, papuleuses, papulo-croûteuses, pustulo-crustacées, etc...

Pourquoi n'en est-il pas de même chez cet autre sujet qui, lui, n'a vu qu'une petite écorchure à la verge, qui ne l'a pas inquiété (car il n'a jamais rien eu depuis)? Seulement au bout de 10 ans, souvent encore plus tard, la maladie, comme si elle avait emmagasiné de la force pendant tout ce temps, annonce sa présence par des coups terribles. Cet autre encore chez qui, d'après l'époque du chancre, on s'attend à trouver des accidents superficiels et relativement bénins, nous offre au milieu d'une éruption papuleuse, des croûtes d'ecthyma, et plus loin une tumeur gommeuse en résolution.

Ceci est un fait bien établi, la clinique le prouve chaque jour. Si l'on cherche une cause à cette inégalité dans les atteintes de la syphilis, nous pensons que la constitution et l'âge du sujet ont une grande part d'influence, mais que cependant des exemples contradictoires doivent les faire mettre au second rang : tandis qu'on trouve dans toute observation d'accidents syphilitiques l'influence du traitement sur l'évolution de ceux-ci, comme chose permanente et certaine.

De ce que nous disions plus haut : que très-grand est le nombre de syphilis méconnues, il découle donc que dans l'immense majorité des cas, un ulcère syphilitique indique chez le sujet qui le porte, une vérole traitée au début et très-ancienne, ou une vérole méconnue et par conséquent non traitée. D'où, renseignements faux qui ne peuvent qu'égarer le médecin dans son diagnostic ou même le tromper complétement, si la lésion elle-même ne lui dit rien.

L'ulcère syphilitique se rencontre partout; cependant nous croyons qu'on peut lui assigner des lieux de prédilection : telle ou telle syphilide choisit pour ainsi dire son terrain. Les membres inférieurs jouissent de cette préférence, et, si nous avions à insister sur l'utilité de notre sujet, nous dirions que nous avons choisi les ulcères des membres inférieurs parce qu'ils sont d'une assez grande fréquence et que cette région est aussi le siége de prédilection de lésions du même ordre et de causes diverses.

Pour déterminer la fréquence des ulcères syphilitiques aux membres inférieurs, voyons d'abord quelles sont les lésions de la syphilis qui donnent lieu à des ulcères, quel est le siége spécial à chaque genre, enfin quel genre affecte de préférence la région qui nous occupe. Les auteurs ont réparti les syphilides en classes, en groupes qui diffèrent à plusieurs points de vue. Ceci ne doit guère nous préoccuper pour notre sujet : cependant nous acceptons, comme étant le plus utile au point de vue pratique, la division des syphilides en huit groupes, comme l'a fait M. Fournier. De ces huit groupes, les quatre premiers étant franchement secondaires et ne donnant pas lieu à des ulcérations, nous arrivons au cinquième, le type pustulo-crustacé : le sixième type bulleux et le huitième type gommeux nous fournissent les lésions qui doivent donner lieu à des ulcères.

Ne nous arrêtons pas sur cette division, comme division, et voyons ce que chaque groupe nous donne : le type pustulo-crustacé comprend la syphilide acnéiforme, la syphilide impétigineuse et la syphilide ecthymateuse.

La première espèce est en dehors du sujet; la seconde
donne lieu à des ulcérations souvent profondes et cau-
sant de grands ravages, surtout quand elles ont le caractère phagédénique, mais son siége le plus fréquent est
la face. La troisième espèce : syphilide ecthymateuse,
quand elle est superficielle ne donne lieu qu'à une légère
érosion qui disparaît facilement. Cependant signalons
ceci que son siége de prédilection est la face antérieure
du tibia. Mais nous avons à compter avec l'ecthyma de
forme profonde ou tardif qui a le même siége, mais
dont le résultat est bien un ulcère véritable, nettement
creusé.

Dans le sixième groupe, nous trouvons le rupia, qui,
lui, aussi choisit le membre inférieur pour tailler son
ulcère. Enfin le huitième groupe, le type gommeux, va
nous fournir en grande quantité la lésion qui nous
occupe. Ecthyma, rupia, gommes, voilà donc les lésions
initiales dont la période ultime est un ulcère et le siége
de prédilection les membres inférieurs.

§ 1er — *De l'Ecthyma.*

Si la pustule de l'ecthyma donne une légère entamure
de la peau, celle de l'ecthyma profond se comporte au-
trement. Nous n'avons pas à faire l'histoire complète de
la lésion : nous savons que c'est une pustule qui se crève
qui se change en croûte. Cette croûte tombé, laissant à
nu un ulcère. C'est cet ulcère que le malade vient nous
montrer : il a eu un bouton qu'il a écorché lui-même
ou qui se crève sous le frottement des vêtements. Il a
eu une plaie avec laquelle il a marché pendant un certain temps, qu'il a traitée avec quelque pommade; enfin
voyant que cette plaie ne se guérit pas, il se décide à

voir un médecin. Voilà généralement comme les choses se passent pour tous les ulcères de jambes qui se présentent aux consultations.

Rappelons encore, on ne saurait trop insister sur ce fait, que les antécédents peuvent manquer; si quelque chose cependant fait soupçonner des accidents antérieurs ou même s'ils sont précis il ne faut pas oublier que l'ecthyma profond est une lésion qui ordinairement n'arrive que dans un âge avancé de la syphilis; on l'a appelé tardif avec raison. Ce n'est que dans des conditions particulières qu'on le voit apparaître dans la période dite de transition.

Son siége, nousl'avons dit, est aux membres inférieurs, surtout en avant du tibia, circonstance que l'on peut dire commune à toutes les syphilides cutanées. On peut trouver un ulcère de source ecthymateuse unique mais le plus souvent on en trouve un certain nombre; quelquefois disséminés, ils sont de préférence groupés et affectant dans l'ensemble une disposition particulière, c'est la forme chère aux syphilides circonscrites agglomérées, la forme circinée, en demi-cercle ou en fer à cheval. Alors on peut trouver une plaie plus ou moins vaste, pouvant occuper même une grande partie du membre, qui est le résultat de la jonction de plusieurs ulcères confluents dont le travail destructif s'est propagé. Cette plaie peut être irrégulière, mais il est rare qu'on ne retrouve pas dans la forme générale l'aspect cerclé ou demi-cerclé qu'offrait le groupe des ulcères. L'ulcère est de grandeur variable; pouvant avoir au début la dimension d'une pièce de 0,20 centimes, il atteint quelquefois celle d'une pièce de cinq francs; rarement plus grand, il est d'ordinaire un peu moins étendu; s'il y a une réunion d'ulcères, la perte de substances, nous l'avons dit, peut avoir de grandes dimensions.

L'ulcère de l'ecthyma est *circulaire*. Ceci est caractéristique. Il est nettement découpé, comme à l'emporte-pièce, pour conserver l'expression des auteurs, qui est très-bonne dans ce cas, mais qui nous paraît avoir été employée trop souvent dans les descriptions d'ulcères syphilitiques. Les bords sont à pic sans rejoindre le fond par une pente, et comme décollés. Ils ne sont pas mousses, ne présentent pas de bourrelet, du moins à la période d'état; mais ils ont au contraire ceci de particulier, qu'ils sont finement échancrés; c'est une ligne de petites dentelures, comme si l'ulcère était le résultat de la voracité d'un petit rongeur ou l'empreinte d'une roue d'engrenage.

La profondeur varie, mais on peut dire que l'entamure est profonde; souvent elle comprend toute l'épaisseur du derme. Le fond est assez uniformément plat, mais présentant néanmoins des inégalités, il est comme mordillé. Ce fond est d'une couleur variable, gris jaunâtre ou noirâtre, selon le degré de vitalité et dépendant d'une foule de conditions.

La matière sécrétée, plus liquide au début, est relativement abondante; rarement du pus véritable, c'est quelquefois un mélange de détritus et de saniosités, qui se concrètent rapidement. Cette sécrétion fait quelquefois défaut, mais ce qui est plus constant, c'est la tendance à saigner qu'on trouve dans ce genre de plaie.

Les parties environnantes, sauf complications, sont relativement saines, pas d'élévation, une auréole d'une pigmentation variable mais presque toujours très-accusée.

On a donné comme un des caractères essentiels des
syphilides l'absence de prurit, de tension, de douleur.
Pour la région qui nous occupe, cette proposition n'est
pas absolument vraie. Est-ce à cause de la position
superficielle de l'os et de la tension des téguments, est-ce
à cause de la position même du membre et de la fatigue
qu'elle entraîne? Les malades atteints d'ulcères syphilitiques à la jambe accusent, surtout au début, une gêne,
une démangeaison qui va dans certains cas jusqu'à une
véritable douleur capable de retirer le sommeil.

L'ulcère résultant d'une pustule d'ecthyma profond
résiste quelquefois longtemps au traitement, c'est une
des lésions syphilitiques les plus rebelles, surtout quand
elle est ancienne. Si un traitement énergique n'intervient
pas, ou ce qui serait pis, si on fait un traitement mal
approprié, le malade est condamné à des plaies indéfi-
nies qui finiront par envahir le membre entier, atta-
quer les tissus plus profonds et causer des ravages irré-
médiables. Il est donc de la plus haute importance de
reconnaître la véritable nature de cet ulcère. Sous l'influence d'un traitement convenable, qui souvent doit
être prolongé, on voit le fond de l'ulcère prendre une
couleur plus franche, en même temps il devient plus
égal, plus uniforme, il s'élève par la production de bourgeons charnus : l'ulcère est devenu une plaie simple qui
va se cicatriser comme toutes les plaies.

Les cicatrices, à proprement parler, ne peuvent pas
être considérées comme caractères des syphilides, puisqu'elles sont les traces d'une affection guérie. Cependant
les accidents syphilitiques étant sujets à des récidives
fréquentes, les cicatrices peuvent servir souvent à éclaircir la nature de quelques symptômes nouveaux.

La cicatrice de l'ecthyma a la même forme que l'ulcère, elle est circulaire; selon l'entamure plus ou moins profonde du derme, la cicatrice est plus ou moins déprimée, mais c'est une dépression nette comme était la plaie. L'auréole colorée se resserre peu à peu, mais la cicatrice elle-même conserve une coloration brune très-foncée pendant de nombreuses années. Ceci est bien spécial pour les ulcères de jambes. Cependant elle diminue d'intensité et finit par disparaître complétement.

Un mot sur le pronostic : il est très-grave, d'abord par le fait de la lésion elle-même, mais surtout à cause de l'état général du malade; car l'ecthyma, nous l'avons dit plus haut; n'attaque que des individus vieux en vérole, des individus de mauvaise constitution qui sont arrivés à ce qu'on appelle la cachexie syphilitique. Il est rare alors que l'ecthyma soit la seule lésion. Un ou plusieurs organes splanchniques sont attaqués.

Nous trouvons encore l'ecthyma dans la série des syphilides malignes précoces. Il apparaît alors dans les premiers temps de l'évolution et constitue un signe de la plus haute importance, car il annonce une avalanche d'accidents terribles qui vont assaillir le malade et auxquels trop souvent celui-ci finit par succomber.

Résumé. — Ulcère net, bien découpé, seul ou multiple, isolé ou aggloméré; ensemble affectant la forme demi-cerclée, durée longue, fréquentes récidives, indice d'une vérole grave.

§ 2. — *Rupia.*

Nous ne parlons du rupia, que parce qu'il est cité dans les auteurs. Cette lésion, au point de vue où nous nous plaçons, ne diffère en rien de la précédente. C'est un symptôme tardif et une forme rare de la syphilis. On le rencontre sur toutes les régions du corps, mais en général aux membres inférieurs.

L'ulcère du rupia a exactement les mêmes caractères que celui de l'ecthyma; c'est une pustule d'un côté, une bulle de l'autre, qui a donné lieu à une croûte; sous cette croûte est un ulcère, celui que nous venons de décrire.

Comme l'ecthyma, le rupia a un pronostic grave; sur 6 malades, cités par Bassereau, atteints de rupia syphilitique, cinq avaient eu comme symptômes primitifs, des chancres phagédéniques; dans les cinq, deux étaient atteints d'ulcères profonds, un troisième avait une exostose ramollie du tibia; enfin un autre avait un testicule de la grosseur d'un œuf de poule et d'une dureté lapidaire.

Du reste pour être complet, n'oublions pas de dire que les cicatrices indélébiles et profondes dont sont suivies les manifestations doivent entrer en ligne de compte pour attester la gravité du pronostic.

§ 3. — *Gommes.*

Les tumeurs gommeuses, d'après leur siége anatomique se divisent en tumeurs gommeuses du tissu cellulaire sous-cutané, et tumeurs gommeuses cutanées. Ici, un mot d'explication. Tous les auteurs, dans leur division des syphilides ulcéreuses font des espèces spéciales de certaines affections qu'ils décrivent sous le nom de syphilides tuberculo-ulcéreuses, papulo-ulcéreuses, lupus syphilitique etc. Comme toutes ces formes ne sont que des variétés d'un même type, nous les comprenons toutes sous un même nom, nous les considérons comme des gommes.

En somme, gomme sous-cutanée, ou gomme cutanée c'est toujours une tumeur solide, se ramollissant, s'ouvrant et donnant lieu à un ulcère cutané.

La gomme est un accident très-fréquent, c'est le type des accidents tertiaires; cependant on en rencontre à une époque peu avancée de la syphilis, dans ces cas de syphilis galopantes, dites malignes précoces; on trouve des gommes sur toute l'étendue de l'enveloppe cutanée, mais ce sont les membres inférieurs, jambe et cuisse, surtout la jambe, qui sont le siége de prédilection, du moins pour les gommes sous-cutanées.

Il est assez rare de trouver une seule gomme sur un membre, le plus habituellement, les lésions sont multiples, réunies sur une étendue variable, groupées et souvent disposées suivant la forme circinée. Mais cette disposition est peut-être moins marquée dans les productions gommeuses que dans les autres manifestations. Le nombre des gommes multiples est variable; elles peuvent exister sur les membres seuls, ou sur les membres et le reste du corps; souvent au nombre de 2, 3, 4 sur une jambe, il est rare d'en observer 8 ou 9. Nous ne parlons pas des cas extraordinaires, où on les compte par 20, 25, 50 comme le cas cité par Cazenaves, ou 160 comme le rapporte Lisfranc dans le *Bulletin de Thérapeutique 1845*.

Mais, nous ne faisons pas ici l'histoire de la gomme, nous n'avons en vue qu'une de ses périodes. On trouve donc souvent plusieurs gommes sur un membre, mais il est moins fréquent de les trouver toutes ulcérées: il est ordinaire de trouver une tumeur naissante ou prête à s'ulcérer, plus loin un ulcère véritable, et, aux environs, des cicatrices.

Il y a encore quelque chose à signaler relativement au nombre ; la gomme est tantôt un dépôt bien limité, une véritable tumeur, tantôt c'est une infiltration sans limites, diffuse, infiltrat gommeux. Dans le premier cas chaque gomme donnera lieu à un ulcère bien net, isolé ; souvent on n'en trouve qu'un. Dans le second cas ce sera un groupe de petits ulcères séparés par des téguments infiltrés, qui, s'ulcérant facilement, disparaîtront plus tard de façon à donner lieu à une vaste plaie.

La forme et la grandeur de l'ulcère gommeux varient suivant son âge. Prenons une gomme isolée, elle est ramollie; la peau amincie, minée en dessous, finit par s'ouvrir, il y a un ou plusieurs petits orifices, plus ou moins larges, faisant communiquer la tumeur avec l'extérieur, premier état de l'ulcère. Cette ouverture, qui pourrait laisser passer un pois, donne issue à un liquide verdâtre (qu'on a comparé plutôt à tort qu'à raison à une solution de gomme), d'apparence de pus mais qui n'en a pas les éléments. L'ulcération continue, le petit pertuis s'élargit et acquiert bientôt la largeur d'une pièce de vingt centimes, mais ce n'est encore qu'un orifice, il n'a pas les dimensions de la tumeur initiale. Cet ulcère repose sur un petit monticule dur, solide, constitué par le reste de la tumeur. Le fond est blanc-jaunâtre; on l'a comparé avec beaucoup de raison à de la chair de morue, c'est un tissu insensible, c'est la tumeur mortifiée, c'est le bourbillon gommeux. Ce bourbillon va s'éliminer; en même temps les bords de l'ulcère se détruisent, au bout de quelques jours, la tumeur a disparu, il reste un ulcère véritable.

Il est alors de la dimension d'une pièce de deux francs, ordinairement; car on comprend que la grandeur varie suivant la grosseur de la tumeur. Cet ulcère est creux,

très-creux quelquefois; c'est un véritable puits. Ses bords
sont nettement découpés et à pic, et entourés d'une auréole rouge et de dimension variable. La forme des ulcères gommeux à la jambe est ovalaire. C'est la forme
d'un œuf, et souvent (on ne sait comment l'expliquer)
c'est plutôt le dessin de la coupe d'une gourde, d'un
ovale étranglé à sa petite extrémité. Le grand diamètre
est ordinairement dans l'axe du membre.

C'est surtout le fond de l'ulcère qui est intéressant à
connaître; c'est un fond très-inégal, couvert d'enduits
jaunâtres adhérents; il est anfractueux, putrilagineux;
enfin il est bourbillonneux, parcequ'il y a encore
quelques lambeaux de bourbillon gommeux non élimi-
nés. De cet ulcère s'écoule un liquide quelquefois assez
abondant, sanieux ou chargé de détritus.

Voilà l'ulcère qui résulte d'une gomme isolée. Mais
lorsque plusieurs de ces ulcères se réunissent par suite
d'un travail de destruction qui envahit de proche en
proche les tissus voisins, ils contribuent à former de
vastes plaies, qui n'ont pas de caractères aussi précis.
La forme n'est plus régulière, mais il y aura toujours
ceci de remarquable que le contour de l'ulcère est formé
par la réunion des portions de circonférence. Telle serait
par exemple, l'ouverture pratiquée dans une feuille de
papier par des applications successives d'un emporte-
pièce circulaire.

Les bords sont décollés et rongés à une grande dis-
tance. Le fond de l'ulcère est bien plus anfractueux;
c'est là qu'il mérite déjà bien la dénomination d'*étagé*
que lui a donné M. Bazin. Cette disposition se comprend, si on pense que ce fond de l'ulcère est formé par

les bases réunies de gommes de grosseur variable avec détritus plus ou moins abondant.

Que deviennent les ulcères gommeux des jambes ? Non traité, l'ulcère peut persister, s'éterniser et même s'agrandir. En le supposant dans de bonnes conditions, il persiste généralement encore quelques semaines; mais si un bon traitement survient, l'ulcère se modifie avec une très-grande rapidité. Il est des cas cependant où la lésion est rebelle au traitement énergique et ne reçoit pas d'amélioration dans les meilleures conditions possibles. Mais il y a là un indice particulier de mauvaise constitution chez le sujet ou de malignité dans la syphilis.

Le mode de réparation de l'ulcère est bien simple; les bords s'affaissent, le fond se déterge, se couvre de bourgeons charnus, et le travail de cicatrisation commence.

La cicatrice de ces ulcères est approximativement ronde, quand l'ulcère était isolé. Au début, elle a une coloration rouge qui persiste pendant assez longtemps; mais quand elle est ancienne, elle est blanche et possède un beau reflet nacré. Ce n'est plus qu'une mince pellicule qui donne sous le doigt la sensation de la baudruche. Les unes sont enfoncées profondément, mais avec la forme d'un godet dont le fond serait adhérent aux parties sous-jacentes; cette disposition se rencontre dans les régions charnues. Au niveau d'un os superficiel, les bords sont à pic, bien découpés, et le fond plat. Certaines cicatrices même assez étendues offrent une surface nette; d'autres sont divisées en plusieurs parties par des bandes étroites et plus élevées qui semblent être du tégument respecté; d'autres encore sont complétement couvertes de brides, de tractus, qui leur donnent un aspect réticulé. Dans la gomme isolée, on trouve souvent la disposition suivante : les brides partent de la circonférence pour aller se réunir au centre en tirant le bord qui prend un aspect festonné. Cette disposition paraît se retrouver dans les cicatrices des vastes ulcères ; rappelons que les bords de ceux-ci, s'ils ne sont pas circulaires, sont formés de fragments de circonférence.

N'oublions pas de signaler ce fait, que ces cicatrices sont quelquefois le siége de tumeurs kéloïdiennes pouvant atteindre de belles dimensions. Il nous a été donné de voir dans le service de M. Fournier un beau cas de ce genre, une très-vaste cicatrice à la jambe, couverte de brides kéloïdiennes : malheureusement nous ne possédons pas l'observation.

L'ulcère gommeux en général est indolent, c'est un privilége des syphilides ; mais il ne faut pas être aussi positif quand il siége aux membres inférieurs ; dans ce cas les malades éprouvent souvent de la démangeaison, des tiraillements, de la douleur, qui sont intenses quand ils viennent à la consultation, qui diminuent beaucoup après quelques jours de repos, mais qui néanmoins eprsistent à un certain degré.

Comme pronostic, les ulcères gommeux indiquant une syphilis déjà vieille, doivent faire penser à des accidents plus sérieux pour des organes plus essentiels. Localement c'est une affection grave pour plusieurs raisons : elle condamne le malade au repos, ne lui permettant pas de marcher sans courir le danger des complications. C'est un agent destructeur, qui peut ne s'arrêter qu'après avoir fait disparaître une vaste étendue de téguments

De plus, la gomme a ceci de particulier qu'elle repullule avec une grande facilité : un ulcère est-il en voie de cicatrisation, u ne tumeur apparaît d'un autre côté. (Observ. V). Cela dure pendant des années, et cette succession non interrompue de manifestations gommeuses se fait souvent sur le même terrain comme dans un champ limité. Il est un fait bien important à signaler, c'est la récidive sur lieu : un ulcère est bien guéri, cicatrisé, le malade a repris ou est sur le point de reprendre ses occupations, quand un point apparaît sur la cicatrice, point rouge qui s'agrandit, devient une plaque, couvrant toute la surface de la cicatrice; celle-ci, sous le coup de cette poussée inflammatoire, s'ouvre, s'érode, reprend l'état de plaie, mais cette plaie va encore offrir quelque chose de particulier : au bout de quelque temps, il s'est fait au sein de la plaie un travail tel que celle-ci est remplacée par un ulcère de même nature que le premier.

Cette récidive sur lieu peut se renouveler, comme on le voit dans l'observation V, où un ulcère de la malléole s'est rouvert déjà cinq fois. Ici le diagnostic est plus difficile, car cet ulcère qui attaque cinq fois, par exemple, une cicatrice, est loin d'avoir à ce moment les caractères précis de l'ulcère primitif.

Complications. — Les ulcères des membres inférieurs peuvent se compliquer et prendre alors un caractère de gravité plus grande. Ils peuvent être frappés de gangrène, même tout-à-fait au début. Ils peuvent être atteints de phagédénisme, phagédénisme serpigineux ou perforant, complication terrible par ses ravages, mais heureusement assez rare. La véritable complication qui peut atteindre nos ulcères, la plus fréquente, est évidemment l'inflammation. Un malade se présentant avec un ulcère à la jambe, aura continué à marcher, il aura négligé des soins de propreté, fait des applications plus ou moins prolongées de quelque pommade, ou bien il n'aura pas fait de pansement du tout et laissé son ulcère en contact direct avec des vêtements souvent sales. Une des causes fréquentes d'inflammation qui se rencontre souvent de pair avec les autres : fatigue, veilles, malpropreté, etc., c'est l'alcoolisme. L'alcool est très-funeste aux vérolés.

« L'observation, écrit Ricord (1), démontre ce que produit l'abus des boissons alcooliques, dans des temps chauds surtout; les chancres les plus simples, sous leur influence, deviennent rapidement enflammés; et l'inflammation, dans certaines régions, aux organes génitaux surtout, dont le tissu cellulaire s'œdématie facilement, amène vite la gangrène. » Bassereau signale également l'influence fâcheuse des liqueurs spiritueuses auxquelles il attribue dans certains cas la précocité des syphilides. Nous avons pu constater ce fait plusieurs fois, et nous partageons complétement cette opinion sur la précocité des syphilides.

L'ulcère enflammé change complétement d'aspect, ce n'est plus l'ulcère purement syphilitique, net, caractéristique, c'est un ulcère de mauvais aspect, taillé dans des parties fortement tuméfiées; la portion du membre est le siége d'un véritable empâtement. Ce qui était une auréole rouge, large de un ou deux centimètres, a pris des proportions considérables et envahi toute la circonférence du membre. L'ulcère est douloureux, des élancements s'irradient même dans la continuité du membre.

(1) *Lettres sur la syphilis*, 1863.

La surface ulcérée laisse suinter une espèce de saniosité mélangée de sang et de détritus. Le membre ne peut plus supporter le poids du corps, chaque pas arrache des cris au malade, le repos est absolument forcé. C'est ainsi, à des degrés plus ou moins avancés, que nous voyons la plupart des ulcères des jambes; il faut avouer que l'inflammation ici est une vraie complication pour le diagnostic. Heureusement, sous l'influence du repos de propreté, de soins appropriés, l'inflammation cède promptement et l'on n'a plus à compter qu'avec l'ulcère franchement syphilitique.

TRAITEMENT. — Nous n'avons pas à dire beaucoup sur le traitement. Il se divise en traitement interne et traitement local ; il est inutile d'insister à ce sujet.

Le traitement interne, c'est celui de la syphilis à une époque avancée, il n'y a pas de discussion à soulever ni de théories à faire valoir. Nous savons que l'iodure de potassium est le remède spécifique de ce genre d'accidents; non pas que nous excluions le mercure qui a bien son utilité dans les cas par exemple de syphilis maligne précoce.

En présence d'accidents ulcéreux, il faut donc donner l'iodure de potassium, et à de fortes doses d'emblée.

Voyons le traitement local: on dresserait une longue liste des médicaments qu'on a proposés et vantés, disons-le, plus qu'ils ne le méritent. Ce sont des pommades, des poudres, emplâtres, etc. Sans discuter la valeur réelle de chacun de ces médicaments, nous dirons que le pansement local qui nous a paru de beaucoup supérieur, est l'occlusion avec des bandelettes de sparadrap de Vigo. Pour nous ce mode de pansement est presque infaillible. Pour ne pas être exclusif, citons cependant l'emploi de la poudre d'iodoforme qui, dans les mains de beaucoup de médecins, a donné de vrais succès. Les cautérisations nous semblent contre-indiquées : cependant, à un certain moment, quand l'ulcère se sépare, que le fond s'élève et qu'il est couvert de bourgeons charnus très-développés, il est très-bon de passer un peu le crayon de nitrate d'argent comme pour une plaie ordinaire.

Il est évident que le mode de pansement que nous recommandons a aussi ses moments d'insuccès : cela dépend d'une foule de circonstances : mais nous ajoutons qu'il ne faut pas désespérer et que le traitément doit être continué quelquefois très-longtemps : nous en trouvons une preuve dans l'observation V.

OBSERVATION I. — *Ulcère de la jambe ; lésion initiale, pustule d'ecthyma.*

Hôpital du Midi, service de M. Mauriac, salle 7, n° 16. X... 24 ans, entre le 27 juin. Il y a cinq ans a eu un chancre assez petit à la verge ; durée six semaines. Deux mois après le chancre, plaques muqueuses à la gorge et à l'anus ; durée neuf mois. Aujourd'hui, à la face interne de la jambe droite, au tiers inférieur, il existe une ulcération.

Comme début, ce fut un bouton, qui s'est couvert d'une croûte noire : celle-ci au bout de peu de temps tomba seule ou du moins fut arrachée facilement. Il resta un ulcère de petite dimension. Le malade fit des applications de pommade camphrée et du reste continua à marcher. Son métier, il est peintre, le forçait à rester debout continuellement. En quelques jours, il atteignit une grande largeur. Le fond était inégal, noirâtre. Aujourd'hui, après un jour d'application d'emplâtre de Vigo, la plaie est devenue rouge, granuleuse. Sa forme est ronde (de la dimension d'une pièce de 2 francs). On voit, au centre, un petit îlot sain qui, d'après le malade, aurait toujours existé, et qui est le point de départ de la cicatrisation. Les bords sont rouges, violacés dans une zone de 0,05 ou de 0,06 centimètres ; mais le gonflement qui était assez considérable avant l'entrée à l'hôpital, a beaucoup diminué, après deux jours de repos. Il y a eu de la douleur; aujourd'hui, il n'existe que des démangeaisons. Les bords sont bien à pic, mais déchiquetés, comme mordillés par un rat. Plus haut, au tiers supérieur de la jambe, on voit quatre boutons croûteux, que le malade dit être semblables à celui qui a donné lieu à l'ulcère. De plus quelques cicatrices, rouges encore, mais plates, peu déprimées, sans perte de substance.

Comme traitement, le malade a pris pendant deux mois trois pilules de protoiodure par jour, à sa première entrée. A sa seconde, pendant trois semaines, sirop biioduré. Aujourd'hui, sirop biioduré et pansement occlusif au taffetas de Vigo. Sort guéri le 15 juillet.

Conclusions.—Traitement insuffisant; fatigues, apparition prompte des accidents tertiaires, récidive. Guérison assez facile sous l'influence du traitement spécial et surtout du repos.

OBSERVATION II. — *Ulcère à la jambe. Ecthyma.*

Hôpital du Midi, service de M. Mauriac, salle 6, n° 5. X..., 43 ans, boulanger, entre le 27 juin pour une ulcération à la jambe droite; face externe du tibia, tiers moyen. Il s'est aperçu, il y a trois mois, d'un petit bouton, dont il ne s'est pas occupé; il a continué à travailler (14 heures sur pieds). Aujourd'hui nous voyons un ulcère à peu près rond ou plutôt elliptique, avec un lambeau carré se dirigeant vers le centre. Le fond qui, avant l'entrée du malade, était blafard et surtout saignant, est aujourd'hui (deux jours après), déjà granuleux. Les bords qui sont bien découpés ne sont pas véritablement à pic, ils sont un peu mousses, la cicatrisation commençant à se faire. Au pourtour, une légère bande rouge, pas beaucoup de douleurs. La lésion est unique à la jambe. Le malade porte sur le dos de la verge une ulcération recouverte d'une croûte très-irrégulière, qui aurait commencé en même temps que l'ulcère de la jambe. Au flanc gauche, un bouton d'ecthyma. Dans la bouche, un peu d'impétigo. Sur le dos, pléiade de petites cicatrices d'acné, parmi lesquelles une plus large un peu déprimée. Au coude, au niveau de la tête du radius, il existe une petite tumeur sous-cutanée, de la grosseur d'une noisette, un peu dure, indolente, à marche insidieuse, que nous croyons être une gomme.

Comme accidents primitifs, il y a vingt ans, deux chancres au sillon du gland, avec adénopathie : il fut soigné à l'hôpital d'Angers, où il prit des pilules pendant trois semaines. Le traitement se borna là. Depuis deux blennorrhagies, dont l'une récente traitée à l'hôpital Cochin, avec bubon suppuré, dont on voit les cicatrices ; l'autre avait donné lieu à une orchite. Pas de roséole, plaques muqueuses à la bouche.

Constitution mauvaise, fatigues, un peu d'alcoolisme.

Pansement au Vigo, sirop biioduré.

Le 12 juillet, quinze jours après son entrée, la plaie est considérablement réduite ; une grande partie est couverte de points de cicatrisation. Les bords ont conservé leur aspect déchiqueté ; au pourtour, auréole rouge d'un centimètre, légère induration. La plaque de la verge est guérie, la gomme du coude est considérablement diminuée.

Conclusions. — Traitement insuffisant. Accidents secondaires très-bénins. Accidents tertiaires tardifs, que l'on peut mettre sur le compte d'une constitution affaiblie, des fatigues et de l'alcoolisme. Amélioration assez rapide sous l'influence de la nourriture, du repos et du traitement.

OBSERVATION III. — *Gomme ulcérée de la cuisse. Cicatrices à la jambe.*

Hôpital Saint-Louis, salle Saint-Louis, n° 41, service de M. Fournier. X..., boulanger, 48 ans, a eu des chancres, il y a dix ans, à la suite desquels il n'a fait qu'un traitement incomplet ; il n'a pris des pilules que pendant six semaines. Il y a six ans, il eut des accidents tertiaires dont on voit les cicatrices. Aujourd'hui, à la face interne de la cuisse gauche, on trouve sous la peau une tumeur indolente, mollasse, un peu adhérente, de la grosseur d'une noix. En face, sur l'autre cuisse, à la même hauteur, existe un ulcère, de la dimension d'une pièce de 0,05 centimes ; un peu allongé, cet ulcère est creux, anfractueux, les bords sont nets, un peu retroussés, il n'y a pas d'inflammation au pourtour. Le fond est très-inégal, on voit une grande partie du bourbillon qui n'est pas encore éliminé. Les jambes, surtout la droite, sont couvertes de cicatrices de diverses grandeurs, huit assez grandes et une dizaine plus petites, mais paraissant dater toutes de la même époque. Ces cicatrices sont un peu creuses, le centre est blanc nacré, sous le doigt, la peau présente une grande minceur, il semble qu'on sent l'os, sous une feuille de baudruche. Les deux cicatrices supérieures sont un peu irrégulières et subdivisées par des tractus ou plutôt par des bandelettes étroites de peau saine. Le bord de ces cicatrices est rouge plus ou moins sombre, d'autres sont plus brunes.

Ce malade a eu une blennorrhagie, il y a vingt ans, et une orchite qui dura six semaines. Il offre aujourd'hui une épididymite blennorrhagique.

Le diagnostic est assez facile chez cet homme, mais il présente plusieurs choses à signaler : la parfaite symétrie des lésions des cuisses un ulcère récent, et une tumeur déjà ramollie qui va donner lieu à un ulcère semblable, si le traitement n'apporte pas de modifications. Les premiers accidents dont nous trouvons les traces sur les jambes, ont été des productions gommeuses ulcérées. Les cicatrices sont typiques. Chez lui la vérole est gommeuse, elle se montra de bonne heure et n'a pas été avare de ses manifestations. De plus, elle s'est localisé dans les membres inférieurs pour ainsi dire : cela ne doit rien avoir d'étonnant, si on se rappelle que cet homme est boulanger, circonstance fâcheuse pour lui, parce qu'il travaille toujours debout, et parcequ'il boit en raison de ses fatigues. Il est manifestement alcoolique.

Le 14 juillet, (15 jours de traitement) l'ulcère se cicatrise, il est couvert de bourgeons charnus : les dimensions diminuent ; les bords sont solides et forment un bourrelet. La gomme en voie de résolution, a diminué de plus de moité. Le 22, tout est cicatrisé et disparu, le malade sort guéri.

Le traitement fut : occlusion au taffetas de Vigo et iodure de potassium 3 grammes.

OBSERVATION IV. — *Diathèse gommeuse.*

Hôpital Saint-Louis, salle Saint-Louis n° 47. X... 56 ans, cocher entré le 1er juillet, ne se rappelle nullement avoir jamais eu quelque chose à la verge ni autre part, ni avoir jamais suivi un traitement antisyphilitique. Il se présente à nous, portant sur la face dorsale du gros orteil droit, une petite ulcération ou plutôt l'orifice d'un pertuis ; les parties environnantes sont rouges, enflammées et un peu empâtées,

On sent que le pertuis qui s'agrandit chaque jour correspond à une petite cavité sous-jacente. Peu de douleurs. Il sort de la plaie un liquide assez transparent et mélangé de détritus qu'on retrouve attachés aux pièces de pansement. Le reste du corps n'offre rien à première vue, si ce n'est une cicatrice assez peu prononcée à la fesse gauche, mais si l'on passe la main en appuyant un peu sur la surface du corps, on rencontre notamment aux membres inférieurs une série de petites tumeurs d'une grosseur variable d'une petite noisette à une noix. Les unes sont superficielles, sous-cutanées, les autres sont plus profondes, situées dans les muscles, entre ceux-ci ou dans les aponévroses. La plupart offrent encore une dureté assez grande. Il y en a une dizaine, parmi lesquelles nous en signalons une à la région inguinale. Cet homme est très-maigre, malgré son métier ; il y a même atrophie des muscles de la région fessière où on trouve la peau flasque et ridée. Enfin il porte un sarcocèle du côté gauche.

Cette petite lésion du gros orteil, qui pouvait faire hésiter, à cause de son isolement, de l'absence d'antécédents etc., est une gomme sous-cutanée qui vient de s'ouvrir, elle n'a fait que devancer les autres.

Cet homme a un sarcocèle syphilitique, il a même de la cachexie syphilitique. Tout cela d'emblée sans qu'il ait été prévenu. La porte d'entrée de la vérole est inconnue. Les accidents primitifs, et ceux qu'on appelle secondaires, ont fait complétement défaut. La première lésion vraiment manifeste est une infiltration gommeuse.

1er août ; l'ulcère du gros orteil ne guérit pas. Les tissus voisins sont rouges, enflammés comme les bords d'un abcès, on sent sous la peau une cavité, dont l'ulcère n'est que l'orifice. Celui-ci s'agrandit peu à peu. On peut y introduire un stylet à la profondeur d'un centimètre.

Cette lenteur dans la réparation doit évidemment être mise sur le compte de plusieurs choses : absence de traitement, puisque la vérole a été méconnue; débilitation et état cachectique du sujet, et infection profonde.

OBSERVATION V. — *Gommes multiples de la jambe ; récidives.*

Hôpital Saint-Louis. Salle Henri IV, n° 39, service de M. Hillairet. X....., 44 ans, domestique, paraît avoir une bonne constitution : alsacienne. Entrée le 13 octobre 1874, pour des grosseurs aux jambes; c'est pour la troisième fois. En 1871, elle reste 7 mois à l'hôpital, une seconde fois pendant 18 mois, après 2 mois de séjour chez elle. Enfin après 5 mois de nouveau séjour chez elle, elle rentre à l'hôpital.

Pas d'antécédents; à sa première entrée, elle prit du sirop de Gibert, la deuxième fois de l'iodure de potassium, aujourd'hui elle est arrivée à la dose de 6 grammes. Les deux jambes de cette malade offrent à la droite neuf lésions, la gauche six, à diverses périodes.

Autour du genou droit nous trouvons quatre cicatrices, typiques, creuses; la supérieure surtout située au niveau du bord supérieur de la rotule, est très profonde, elliptique, nacrée. Les deux autres ont la forme allongée de la gourde, l'une est externe et un peu en arrière. La plus grande est la plus ancienne. En bas de la rotule, est une petite tumeur acuminée, rouge, offrant un pertuis d'où sort un détritus blanchâtre. En suivant la ligne du tibia, au tiers supérieur, une autre plus petite en voie de cicatrisation. Plus bas, à la base extérieure du mollet, à la moitié de la jambe, on trouve une plaie de la grandeur d'une pièce de un franc, régulière, circulaire à fond élevé granuleux et dont les bords se cicatrisent. Sur la crête du tibia, au tiers inférieur, il y a une cicatrice déprimée régulièrement comme l'empreinte d'un cachet; elle repose sur l'os, elle est d'un blanc nacré entourée d'une légère auréole rouge. Enfin à la région malléolaire externe nous trouvons une large portion des téguments, tendue, luisante, tuméfiée au milieu de laquelle est une plaie de forme assez irrégulière. Elle est profonde, en forme de godet, les bords bien nets et mousses, le fond est vernissé mais d'une couleur jaune avec de petites traînées blanches.

Elle pourrait contenir un très-gros haricot, elle en a du reste la forme, avec le grand axe parallèle à l'axe du pied; de l'angle inférieur de cette plaie part un sillon creux se dirigeant en bas : ce sillon est une cicatrice, il est situé entre deux petites tumeurs. Les parties environnantes sont du tissu de cicatrice, un terrain de mauvaise nature. C'est la cinquième fois que cette cicatrice s'enflamme et se rouvre. Le pied est continuellement gonflé, douloureux, et le siége d'élancement. Il n'existe pas de varices.

Au membre gauche, on trouve une toute petite tumeur, à la cuisse qui va s'ouvrir; deux petites plaies à la face antérieure du tibia et une cicatrice à la malléole externe.

Au bras droit, cicatrices profondes, adhérentes à l'os, il y a eu une lésion du radius ; au bras gauche beau groupe de syphilides gommeuses de la peau. 1er août, presque tous les ulcères sont réparés, celui de la malléole est presque entièrement cicatrisé ; mais les parties voisines sont moins rouges, tendues, comme la peau des jambes qui ont été le siége de ces ulcères indéfinis.

Conclusions. — Vérole méconnue ; premiers accidents, gommes à la jambe, traitement mixte, guérie au bout de 7 mois, accidents réapparaissant deux mois après, pour en durer 18; cinq mois de tranquillité, enfin pendant près de deux ans, ses jambes sont le siége de poussées gommeuses qui se succèdent rapidement. Ulcération des cicatrices répétée 5 fois. Constitution assez bonne du reste. Repos, traitement énergique. Infection profonde. Absence de traitement.

OBSERVATION VI. — *Ulcère gommeux des jambes. Diagnostic difficile.*

Hôpital Saint-Louis, salle Saint-Thomas, n° 23, service de M. Fournier. X..., Marie, 31 ans, domestique, entrée le 15 juillet 1876. Elle a eu des boutons à la vulve, il y a cinq ans ; guérison en trois semaines sans traitement. Pas d'accidents secondaires, pas de bubon. Il y a trois ans, douleur dans les genoux, repos, guérison. Il y a deux ans, démangeaisons à la jambe droite, elle sent une petite grosseur comme une noisette qui mit un mois à s'ouvrir, avec des cataplasmes. Elle entre à Saint-Louis dans un service de chirurgie, un mois après l'ouverture de la grosseur, pour la plaie qui en avait résulté. Elle guérit en six semaines, iodoforme et sirop de fer.

Il y a huit mois, nouvelle grosseur à la jambe gauche, plus petite que l'autre, elle mit deux ou trois mois à percer, mais la malade continua à marcher se contentant de mettre des cataplasmes de fécule. Ceci dura quatre mois ; aujourd'hui elle entre à l'hôpital ne pouvant plus marcher du tout, la pose du pied à terre lui occasionnant de très-fortes douleurs.

Jambe droite. — La face antérieure de la jambe dans toute l'étendue du tiers inférieur, offre une teinte rougeâtre à reflets métalliques ; une grande quantité de petites taches brillantes ressortant sur ce fond rappellent assez l'aspect d'une pièce de chaudronnerie sortant des mains de l'ouvrier. Un peu plus en dedans se dessine un contour blanc mat, cicatriciel, circonscrivant un espace elliptique, en gourde, dont la petite partie présente quelques brides convergentes, le tout superficiel. Un peu plus haut et en dedans, on trouve une autre dépression plus circulaire, creuse, pouvant contenir une pièce de 0,10 cent., à brides convergentes, très-rapprochées, rappelant la coupe d'une orange. Il est à supposer que la première est une cicatrice de gomme cutan'e et la seconde gomme sous-cutanée.

La malléole interne disparaît dans un empâtement qui va jusqu'à la malléole externe, en faisant le tour du coude-pied, peut-être y a-t-il de l'ostéite ou de la périostite.

Jambe gauche. — Toute la partie inférieure est gonflée, la peau est rouge, on sent sous le doigt un véritable empâtement. Il se présente d'abord un ulcère très-irrégulier, profond, anfractueux, à bords durs élevés, on pense de suite à un ulcère simple et variqueux de la jambe, ce qui complète la ressemblance, c'est une pigmentation très-accentuée de la peau et l'engorgement des parties molles. Mais on s'aperçoit qu'il existe un certain nombre de petits ulcères isolés, dont l'ensemble affecte la disposition cerclée. Ces ulcères sont très-profonds, arrondis, ce sont bien des ulcères gommeux ; sont-ils cutanés ou sous-cutanés ? Il est assez difficile de préciser à cette époque, mais il y a lieu de penser que ce sont des ulcères sous-cutanés vu la profondeur de l'ulcère et la présence d'une eschare ; c'est un îlot de peau gangrénée, comme on en rencontre dans les gommes sous-cutanées, une portion de téguments a été minée en dessous. Ici les gommes au lieu d'être isolées complétement sont agglomérées et tellement voisines que c'est une espèce d'infiltration, c'est la gomme sous-cutanée en plaques.

Traitement spécifique ; repos absolu, pansement au taffetas de Vigo. Huit jours après, modification étonnante, la plaie a un tout autre aspect, l'engorgement a considérablement diminué.

Le 1er août (quinze jours de traitement), il ne reste plus qu'un point ulcéré.

Conclusions. — Ressemblance avec lésion d'une autre cause, altération du caractère par la marche. Absence de traitement, antécédents manquant en partie. Bonne constitution, guérison très-rapide par le traitement approprié.

OBSERVATION VII. — *Gomme ulcérée de la jambe. Grossesse*

Hôpital Saint-Louis. Salle Saint-Thomas, n° 30, service de M. Fournier. X...... âgée de 24 ans, journalière, entrée le 3 juillet 1876 aucun antécédent syphilitique, il y a six mois s'est aperçue d'une grosseur sur la crête du tibia, à la moitié de la jambe, qui avait la grosseur d'une petite noix ; elle s'est ouverte il y a trois semaines, aujourd'hui il existe un ulcère de la largeur d'une pièce de 0,10 centimes, il est assez régulièrement arrondi, les bords sont à pic mais un peu déchiquetés, le fond est blafard, couvert de détritus et peu bourgeonnant. La peau des parties voisines est tendue, mais il n'y a qu'une auréole étroite de pigmentation. Du haut en bas, l'ulcère est traversé par une veine mise à nu par le travail ulcératif. Il paraît ne pas reposer sur le tibia mais sur une tumeur dure, ce qui donne l'aspect général d'une petite pyramide dont le sommet serait tronqué par l'ulcération . Aujourd'hui il y a de la douleur, de la tension, dans le pourtour de l'ulcère.

Au bord interne du tibia un peu plus haut que la plaie, on sent une induration qui doit être une infiltration gommeuse dans une aponévrose.

Cette femme est assez débilitée, elle à déjà fait deux fausses couches qu'il faut mettre sur le compte de la syphilis, elle est encore enceinte, et c'est au commencement de sa grossesse qu'elle s'est aperçue de sa tumeur à la jambe.

Occlusion au Vigo, traitement mixte, repos.

10 juillet, l'ulcère s'est un peu détergé, il y a moins de douleurs, mais la réparation ne paraît pas devoir aller très-vite.

1er août, l'ulcère a diminué de largeur et de profondeur , mais la cicatrisation se fait lentement.

Conclusions. — Pas d'antécédents secondaires reconnus ; deux fausses couches. Manifestation gommeuse coïncidant avec une grossesse. Lenteur du travail réparateur, que nous croyons pouvoir attribuer à l'état général de la malade et surtout à son état de grossesse.

CONCLUSIONS

La fréquence et la variété des ulcères siégeant aux membres inférieurs, demandent une classification, qui pour être utile au point de vue pratique, doit avoir pour base la cause.

Parmi les ulcères des membres inférieurs, un des plus importants à reconnaître, est l'ulcère syphilitique.

L'ulcère syphilitique est une lésion tardive de la maladie. La syphilis est souvent méconnue, ses manifestations des premiers temps peuvent manquer ou passer inaperçues. L'ulcère syphilitique doit souvent être diagnostiqué d'après ses caractères objectifs.

Aux membres inférieurs, ils ont une marche, une disposition, un ensemble de caractères servant à les distinguer des ulcères d'autres causes qui occupent aussi cette région.

Les syphilides qui donnent lieu aux ulcères des membres inférieurs, peuvent se rapporter à deux types, ecthyma et gommes.

Ces ulcères sont sujets comme toute plaie à des complications, spécialement l'inflammation, qui en altère le cachet et les rapproche, pour l'aspect, des ulcères non syphilitiques; le pronostic des ulcères est grave au point de vue de la lésion elle-même siégeant à cette région, et de l'état général du malade.

Les ulcères se modifient rapidement sous l'influence du traitement, sauf dans le cas d'une trop mauvaise constitution ou *d'alcoolisme*.

Le traitement doit-être prompt, énergique d'emblée et continué longtemps après la disparition de la lésion.

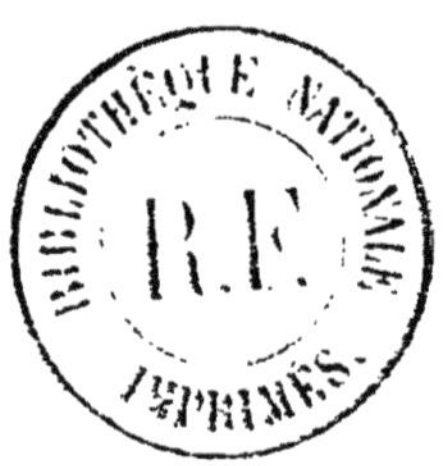

9 782019 289294